# NOTICE HISTORIQUE

SUR LES

# PROGRÈS DE LA VACCINE

DANS LE DÉPARTEMENT DE LA MEURTHE,

SUIVIE

# DU RAPPORT

DE SON COMITÉ CENTRAL DE VACCINE,

ANNÉE 1828,

Par le Docteur SERRIÈRES,

Chevalier de l'Ordre Royal de la Légion d'Honneur, Secrétaire-Général du Comité central de Vaccine, Professeur de Clinique interne à l'École de Médecine, Médecin en chef des Hôpitaux civils et du Collége royal, Médecin-Consultant de la maison des Orphelines, Conservateur du dépôt de Vaccin, Membre de l'Académie des Sciences, Lettres et Arts, du Conseil municipal de Nancy, du Jury médical de la Meurthe, Correspondant de l'Académie royale de Médecine de Paris, Associé de plusieurs Sociétés savantes nationales et étrangères.

*Imprimée par ordre du Comité.*

NANCY,

IMPRIMERIE D'HÆNER ET E. DARD.

1829.

*Le Secrétaire-Général du Comité central de Vaccine de la Meurthe,*

*A MM. les Membres du Comité.*

MESSIEURS,

Avant de vous soumettre le Rapport annuel sur les travaux de nos collaborateurs pendant l'exercice 1828, j'aurai la douleur de vous entretenir de la perte que votre Comité vient de faire. M. le Docteur *Louis Valentin*, chevalier des Ordres royaux de St Michel et de la Légion d'Honneur, conseiller municipal de la ville de Nancy, ancien chirurgien-major du régiment du Roi, médecin en chef des hôpitaux en Amérique, membre de l'Académie royale de médecine de Paris, du Comité de Vaccine de Nancy, de plusieurs Académies nationales et étrangères, a terminé sa laborieuse et honorable carrière.

Ses travaux sur la fièvre jaune, le croup, le goître, les fluxions de poitrine, le cautère actuel, les établissemens de charité, son voyage en Italie, ses nombreux mémoires sur divers cas rares de médecine, lui méritent une place distinguée dans les annales de l'art. Depuis long-temps son nom est inscrit sur la liste des savans médecins, ses titres sont tous relevés par ses talens et ses services.

Les principales circonstances de sa vie appartiennent

à la science; elle réclame des détails sur ses travaux, elle en veut le récit.

Les Académiciens qui s'honoraient de l'avoir pour collègue, en présenteront le tableau à l'émulation de nos contemporains et à l'imitation de la postérité.

Interprète de votre Comité, je tâcherai de me rendre digne de cet honneur, en faisant, dans cette séance, un exposé rapide de tout ce que M. *Valentin* a tenté pour détruire la petite vérole. Mais ses travaux sont liés à ceux de ses confrères, à la protection du Gouvernement et aux efforts de l'Administration. S'il est de mon devoir de tout réunir, toutefois je réserverai à chacun ce qui lui est propre.

Ce serait abuser de votre temps, que de décrire la petite vérole; il suffit de savoir qu'il était urgent de chercher les moyens d'affaiblir ou plutôt d'anéantir un fléau dévastateur qui ravageait les États et jetait la consternation dans les familles : l'inoculation est inventée, son origine se perd dans la nuit des temps. La Lorraine ne connaissait pas encore cette découverte, lorsqu'en 1746, *François*, médecin du Collége de Nancy, en exposa pour la première fois les avantages avec autant d'ordre que de clarté, dans un discours adressé à STANISLAS-LE-BIENFAISANT; plus tard, le célèbre *Bagard* lut, à l'Académie des Sciences de cette ville, un Mémoire d'après lequel le Roi avait résolu d'essayer l'insertion variolique sur des enfans choisis dans l'un des hôpitaux. Les chefs de cette maison s'y étant opposés, l'expérience n'eut pas lieu. Au mois de juin 1763, M. *de la Galaizière*, intendant de Lorraine, soumit son fils à l'inoculation; elle fut pratiquée par le Docteur *Gatti*, en présence du professeur *Gandoger de Foigny*.

*Rauquil*, chirurgien-major des grenadiers de France, témoin des résultats de cette opération, inocula plusieurs soldats. Quelque temps après, *Gandoger* et *Dezoteux* se livrèrent à l'inoculation et adoptèrent en 1768 la méthode suttoniène.

En 1781, M. *Valentin* suivait les leçons et la pratique de M. *Dezoteux*, alors chirurgien-major du régiment du Roi. Devenu à son tour chirurgien-major et professeur à l'École de Chirurgie de ce régiment, il établit si bien sa réputation, qu'il fut appelé en ville pour donner des soins aux malades dont il avait la confiance; initié dans la pratique de l'inoculation, il y obtint de grands succès. Après le licenciement du régiment du Roi, M. *Valentin* perdit sa place. Propriétaire en Amérique, il s'y rendit avec son épouse pour surveiller ses possessions. Devancé par sa réputation, il fut bientôt à St.-Domingue l'un des médecins les plus employés. L'inoculation contribua à sa fortune, qu'il perdit dans les troubles de cette île.

En 1798, M. *Valentin* vint à Paris, où il publia un Traité sur l'Inoculation, qui lui valut de la part du Gouvernement une mention honorable.

Avantageusement connu dans la capitale, il pouvait y figurer parmi les praticiens les plus distingués; mais il aimait Nancy, il s'y fixa en 1800.

Un mois après son arrivée dans cette ville, les journaux l'informèrent de la découverte du cow-pox; il fut si satisfait de cet événement qu'il ne cessait de répéter : nous n'aurons donc plus à combattre les inconvéniens de l'inoculation. Avouons-le, la controverse pouvait être pesée. Cette pratique était salutaire, mais elle avait ses dangers. La vaccine est un présent du ciel; la mémoire de son inventeur sera immortelle.

A la même époque, la France étonnée de la découverte de *Jenner*, brûle de connaître les effets de ce prodige; les relations littéraires ne lui fournissent que des données vagues et incertaines. Sur ces entrefaites, M. *de la Rochefoucauld-Liancourt* arrive à Paris, publie les succès de la vaccination à Londres, et produit les preuves du merveilleux phénomène qu'on ne pouvait encore ni contester ni croire. Ce véritable philantrope, dont le nom illustre se rattache à tout ce qui est grand, noble et utile, ne se contente pas d'annoncer la découverte, il veut encore imprimer un mouvement à ceux qui par caractère et par état s'occupent d'améliorer la condition des hommes. L'impulsion se propage parmi les principaux Fonctionnaires et les Médecins les plus distingués de la capitale. Une souscription est ouverte; peu de jours suffisent pour la remplir; les fonds sont consacrés à des expériences : toutes les épreuves faites à Londres sont répétées. L'Institut de France conjointement avec les hommes de l'art réunis en Comité, vérifie avec autant d'exactitude que d'impartialité tous les faits attestés, et proclame le triomphe du nouveau procédé à jamais mémorable dans les fastes de la Médecine.

Des Comités de Vaccine sont établis dans la majeure partie des départemens. Les efforts simultanés de ces diverses associations bienfaisantes, rattachées au centre d'action, le Comité central de Paris, sont couronnés d'un tel succès, qu'à présent la France peut dire avec satisfaction que, si elle doit à l'Angleterre un moyen de conserver les hommes, elle lui a payé sa dette en publiant le meilleur mode de propagation.

En effet, disons-le avec un juste orgueil, la question de la vaccine n'a jamais été, dans le pays qui l'a vue naître, examinée, approfondie, rendue populaire, comme elle l'a été par les soins du Comité de Paris. Mais ce Comité, fort de son expérience, de sa conviction, de son zèle, eût vainement prétendu triompher seul des obstacles, et porter l'entreprise au degré où nous la voyons heureusement parvenue, si le Chef du Gouvernement ne lui eût prêté son puissant appui. Après avoir recueilli, comparé, analysé, discuté tous les faits avec une scrupuleuse attention, les Ministres, les Préfets ont encouragé les Vaccinateurs, soutenu les efforts des Comités de Vaccine, fondé des récompenses et créé des Établissemens.

A la restauration, l'immortel auteur de la Charte sanctionna les précieuses institutions de l'ancien Gouvernement; Louis XVIII était à peine monté sur le trône, qu'il intima l'ordre à ses Ministres de faire pénétrer la vaccine jusque dans le moindre hameau de son Royaume. Ce monarque qui plaçait son bonheur dans celui de ses sujets, donna à la France la leçon la plus solennelle, en confiant à la vaccine S. A. R. le duc de Bordeaux.

Charles X non moins bienfaisant que Louis XVIII,

suit l'exemple de son auguste frère. Protecteur de tout ce qui peut consoler l'humanité, le Roi se félicite d'assurer la propagation de la vaccine.

Ce serait le moment de vous parler de la marche et des progrès de la vaccine, depuis 29 ans qu'elle est introduite en France; mais des voix plus éloquentes que la mienne, de nombreux ouvrages, les ont fait connaître au monde civilisé. Qu'il me soit seulement permis de fixer votre attention sur l'époque où ce bienfait de la Providence se répandit dans notre département, et de vous entretenir des obstacles qu'il eut à vaincre, des expériences auxquelles on le soumit, et des succès qu'il y obtint.

La découverte de *Jenner* se naturalisait à Paris, lorsque M. *Valentin* ouvrit une correspondance avec le Comité central, qui le mit bien vite au courant de ses recherches, de ses expériences et de leur résultat. Pendant que ce Comité, dont les premiers pas furent guidés par le docteur anglais *Woodville*, étudiait jour par jour la marche de la nouvelle inoculation sur des enfans rassemblés dans sa maison d'expérience à Vaugirard; pendant qu'il reconnaissait que les boutons développés n'avaient aucune ressemblance avec les éruptions décrites jusqu'alors; pendant qu'il s'assurait d'une manière positive, par l'inoculation de la petite vérole aux vaccinés, par leur cohabitation avec les varioleux, de l'innocuité et de la faculté préservative de la vaccine, et la propageait dans toutes les classes de la société, notre collègue répétait à Nancy les mêmes expériences. Il commença la vaccination au mois d'octobre 1800; ses nombreux succès le décidèrent, quelques mois après, à abandonner l'inoculation variolique, et à correspondre avec la plupart des Médecins et Chirurgiens du département de la Meurthe, auxquels il fit des envois de vaccin.

On s'égare aisément dans des sentiers à peine tracés, et qu'on parcourt pour la première fois. Quelques Vaccinateurs se sont mépris sur les caractères de la vraie et de la fausse vaccine; aussi des personnes qui, trompées par leur diagnostic, se croyaient à l'abri de la petite vérole, en furent atteintes ultérieurement. Ces accidens dont les Vaccinateurs ne surent pas assez tôt se rendre compte, versèrent sur la vertu du préservatif l'injuste méfiance qui en a quelque temps entravé la marche et ralenti les progrès. On vit alors s'élever des partis contre la vaccine, comme cela n'arrive que trop souvent dans la destinée des découvertes utiles : la pratique la plus saine et la mieux éprouvée a ses détracteurs, et l'invention la plus absurde trouve des partisans. Aussi la découverte du cow-pox, quoique aucune peut-être depuis la naissance du monde n'ait été combattue par de plus faibles moyens, n'a pas laissé d'obtenir, dans notre département comme dans plusieurs autres, les honneurs de l'opposition.

Tandis que des Médecins prudemment indécis, partagés jusque-là entre l'espoir et la crainte, se livraient méthodiquement à cette nouvelle étude, et n'osaient encore se prononcer, quelques hommes, qui sans doute se crurent inspirés avant d'avoir rien voulu observer ni même apercevoir, retranchés derrière l'inoculation variolique, se sont déclarés contre celle de la vaccine; de vaines terreurs, des dangers imaginaires furent allégués pour affaiblir la confiance ou l'empêcher de naître. Cette opposition née de la routine ou de la cupidité, de la prévention ou du scepticisme, jeta le peuple dans une incertitude fondée plutôt sur la crainte du mal que sur l'amour du bien.

Dès lors le Comité central de Paris avait déjà tiré le plus grand parti de ses nouveaux essais pratiqués à la Maison du St.-Esprit, ainsi que des essais particuliers auxquels s'étaient livrés plusieurs de ses Membres. Possesseur d'un riche dépôt, il consignait dans des ouvrages les résultats de la nouvelle inoculation, repoussait les attaques inconsidérées, démasquait la mauvaise foi, rétablissait les faits dénaturés par ses adversaires.

Dans le même moment, M. *Valentin*, fort de son expérience, publia une dissertation intitulée : *Résultats de l'Inoculation de la Vaccine dans les départemens de la Meurthe, des Vosges, de la Meuse et du Haut-Rhin.*

Un discours préliminaire consacré à la gloire de *Jenner*, à la prééminence de la vaccine sur l'inoculation variolique, à l'éloge de l'Institut de Londres, sous le patronage du duc d'Yorck, à la propagation de la vaccine dans les quatre parties du monde, à sa non-contagion, à sa bénignité, à sa vertu préservative et à son efficacité dans plusieurs maladies chroniques, ouvrage suivi d'observations recueillies par notre collègue et ses correspondans, d'un procès-verbal constatant les vaccinations pratiquées sur un grand nombre d'individus et sur plusieurs animaux, compose cette dissertation remarquable par l'érudition et la clarté du style.

Le Docteur *Valentin* se passionnait souvent pour le

merveilleux; disons mieux, il était parfois enthousiaste.

L'envie, partage de la faiblesse, dont la source dérive de l'impuissance où nous sommes d'égaler ceux qui devraient être l'objet constant de notre imitation, déplorable passion qui ne s'allume dans le cœur de l'homme que pour contester au génie ses inventions, au talent ses travaux, à la vertu ses bienfaits, et qui couvre ses plus odieuses manœuvres du masque d'une bienveillance simulée, s'acharna contre notre confrère, et taxa de charlatanisme son infatigable activité. Il crut ne devoir opposer à ses continuelles poursuites, que l'apostrophe suivante : « C'est pour ne connaître que soi et les siens qu'on est opiniâtre; c'est pour n'avoir vu que son clocher qu'on est intolérant, parce que l'opiniâtreté et l'intolérance ne sont que les fruits d'un égoïsme ignorant. Quand on a vu beaucoup d'hommes, quand on a comparé beaucoup d'opinions, on s'aperçoit que chaque homme a son prix, que chaque opinion a ses raisons, et que l'on émousse les angles tranchans d'une vanité neuve pour rouler doucement dans le torrent de la société (1). » L'orage devint si violent que M. *Valentin* quitta Nancy et se rendit en Angleterre pour y visiter le berceau du cow-pox. En 1803, il reçoit les leçons de *Jenner*, et dans ses conversations avec cet homme célèbre, s'instruit de la véritable origine de la vaccine.

La Notice historique que notre collègue fit imprimer au profit des pauvres en 1823, nous apprend que le cow-pox, dont l'origine remonte à 500 ans, était

(1) Lisez le *Traité des passions*, par le savant Alibert.

connu, dans la basse classe du peuple irlandais, sous le nom celtique de *shinach*.

Cette Notice qui a obtenu l'accueil le plus flatteur dans tous les pays où elle est parvenue, fait connaître les circonstances qui ont amené l'heureux *Jenner* à sa mémorable découverte, l'admirable constance avec laquelle il a conduit ses recherches, et la perfection qu'il leur a donnée avant de les publier; l'anecdote de la duchesse *de Cléveland*, la fortune de la nouvelle invention, le tribut de reconnaissance des Médecins et des Chirurgiens de la marine anglaise, la récompense nationale décernée par le parlement d'Angleterre au Médecin de *Berkeley*, dont les médailles portent cette inscription : *Jenneri genio salutifero*.

L'exclamation suivante fera ressortir l'enthousiasme du Docteur *Valentin* pour *Jenner* :

« Quelles actions de grâces n'avons-nous pas à rendre à l'auteur de cette nouvelle méthode! tous les peuples le comblent de bénédictions, chaque pays, chaque ville voudrait lui offrir une couronne civique. Quel mortel fut jamais plus utile! Non, aucune sorte de récompense, aucune dignité ne peuvent assez payer un pareil bienfait. La manière noble et généreuse avec laquelle *Jenner* a répandu ses lumières est au-dessus de tous les éloges. Il est devenu l'homme de toutes les nations; comme *Hippocrate*, il appartient à tous les pays, et son nom vivra dans la postérité la plus reculée. La population lui doit un étonnant accroissement, la beauté lui rend un religieux hommage, l'antiquité lui aurait élevé des autels; toutes les nations lui ont consacré le titre de bienfaisant. La génération actuelle lui doit une grande rémunération. Puisse-t-elle être digne de l'une des plus belles époques du monde ! Puisse la nation française, qui sait apprécier les grandes choses, ne pas trop la différer ! »

Pendant son séjour en Angleterre, M. *Valentin* se fixa quelque temps dans le comté de Glocester, où des pâtres le conduisirent dans des étables pour y visiter le cow-pox. Préoccupé de l'opinion de *Jenner* sur la propriété du *greasse* ou *javart*, il ne tarda pas à en acquérir la certitude.

A la fin de 1803, notre collègue revint en France et s'établit à Marseille. Il fit part à la Société de Médecine de cette ville de toutes les observations qu'il avait recueillies sur le cow-pox, et y reçut du Gouvernement la première médaille consacrée à la vaccine.

M. *Valentin* était encore à Marseille lorsque l'École de Santé de Nancy publia et répandit dans le département une Instruction sur la Vaccine.

Nous sommes arrivés à l'époque où la nouvelle méthode protégée par l'Administration va prendre un nouvel essor. M. *Marquis*, honorant de sa bienveillance les Médecins dévoués au salut de leurs concitoyens, seconde de tout son pouvoir leurs généreuses intentions. Ce premier Magistrat de l'Administration crée en 1806, avec l'approbation du Ministre de l'Intérieur, un Comité central de Vaccine, et des Comités d'arrondissement. Les premiers Fonctionnaires, les Médecins les plus distingués en font partie. M. *Valentin* avait trop de droits à la reconnaissance publique pour qu'on oubliât l'introducteur de la vaccine dans le département. Son nom fut placé en tête de la liste du Comité central, en qualité d'unique Membre honoraire. On accompagna le diplôme d'une lettre très-honorable qui guérit la blessure des traits lancés contre lui par la jalousie. Flatté de cette marque d'estime, notre collègue établit dès ce moment avec nous une correspondance pleine d'intérêt.

D'après l'arrêté de M. le Préfet, la Présidence lui appartenait de droit. Le Comité, en vertu de ses pouvoirs, a nommé Monseigneur l'Évêque Vice-Président, et le Docteur Serrières, Secrétaire.

Les travaux du Comité central ne tardèrent pas à faire ressentir l'heureuse influence des nouveaux établissemens. Le relevé des vaccinations pendant les années 1806 et 1807 offrit un résultat de 22465 vaccinés.

Les adversaires de la vaccine ne pouvant plus attaquer de front sa vertu préservative, et la voyant fortifiée d'une masse de faits manifestes auxquels ils n'avaient à opposer que des observations démenties ou sans notoriété, de l'invention desquelles ils avaient en effet tout le mérite, prirent le parti d'incidenter pour distraire, fatiguer, égarer l'opinion publique. On allègue des craintes motivées sur l'hétérogénéité des humeurs de l'homme avec un virus animal capable de produire des maladies inconnues; des exemples de petite vérole bâtarde développée après la vaccination, et de coïncidence de petite vérole avec la vaccine, sont cités avec emphase; des faits controuvés sont attestés par ces ennemis du genre humain. Ils triomphent un instant et trouvent des adeptes. En 1808, le zèle de la majorité des Membres du Comité se ralentit ; les convocations ne sont plus écoutées, le lieu des séances est désert, les renseignemens sur la pratique de la nouvelle méthode deviennent nuls, la correspondance languit : en un mot, les plus belles espérances allaient s'évanouir, lorsque de vrais amis de la vaccine firent part à la nouvelle Administration de leurs inquiétudes sur un abandon si coupable. M. le baron *Riouffe* voulant favoriser ceux qui respiraient l'amour du bien et le bonheur de l'humanité, répondit à leur attente en accomplissant leurs vœux.

Ce Préfet ouvre une correspondance avec les Comités d'arrondissement, les conjure de combattre les préjugés par tous les moyens de persuasion. Bientôt il apprend que ses soins n'ont pas été inutiles et qu'il est parvenu à ranimer l'émulation : de nouvelles épidémies varioleuses paraissent, la variole fond sur les enfans non vaccinés, les vaccinés au contraire résistent à toutes les épreuves et conservent la vie au milieu des mourans. Les antagonistes de la vaccine, ne trouvant plus de ressource que dans une fausse interprétation des idées religieuses, espèrent que ni toute la force des raisonnemens, ni tout l'ascendant de l'expérience, ne pourront convaincre l'homme tyrannisé par l'habitude et par le fanatisme, parce qu'il croirait offenser la Divinité en changeant les lois de la Providence. A force de menées secrètes et d'insinuations malignes, ils parviennent à rendre les crédules parens cruels envers leur famille, et même impies, puisqu'ils embrassaient le fatalisme.

L'Administration fait entendre sa voix au Clergé; elle forme avec lui une ligue secourable pour repousser la calomnie, étouffer dans leur principe des préjugés aussi contraires à la religion qu'à la société. Des lettres pastorales sont envoyées aux Ministres des autels, des prônes sont ordonnés, des avis sont adressés pour être lus sur les fonts baptismaux; enfin tout est mis en usage pour rassurer les consciences et convaincre les esprits les plus obstinés, que recourir au préservatif, c'est exécuter les décrets de la divine Providence. Les Protestans et les Israélites montrent aussi un zèle digne d'éloges. Ce concours d'autorités opère un si grand bien, que l'état des vaccinations en 1808 et 1809 présente un total de 22672 vaccinés.

Des faits si nombreux déposèrent d'une manière authentique en faveur des progrès de la vaccine dans notre département; aussi, d'après le Rapport du Comité central de Paris au Ministre de l'Intérieur, Nancy obtint l'un des dépôts de vaccin établis dans les 25 villes principales de France.

Cette époque de la vaccine, l'une des plus glorieuses pour le département, a vu naître de nouvelles mesures pour l'extirpation de la petite vérole.

Le 22 octobre 1809, M. le Préfet installe le nouveau Comité de Vaccine et le Médecin-Conservateur du dépôt de Vaccin. Aussitôt après son établissement, le Comité donne à la correspondance une nouvelle activité, invite les hommes de l'art à multiplier la vaccination, dirige leur marche, appelle leurs avis, interroge leur pratique, recueille une masse de faits d'où la lumière jaillit avec éclat.

Le premier Administrateur du département établit des Commissions de Vaccine, ordonne des vaccinations générales et gratuites, invite, de concert avec M. le Recteur de l'Académie, le Proviseur du Lycée, les Principaux des Colléges, à ne recevoir que des élèves vaccinés ou ayant eu la petite vérole, fait ouvrir une salle de vaccination à l'hospice des Orphelins, envoie des registres aux Vaccinateurs pour inscrire les noms des vaccinés, crée des primes qu'il accorde aux plus zélés Vaccinateurs; enfin charge vingt Vaccinateurs cantonnaux de vacciner gratuitement dans un rayon qui leur a été assigné.

Les Autorités militaires, le Clergé, MM. les Sous-Préfets, les Maires, les Administrateurs des Hospices civils, les hommes de l'art, répondent si bien aux vues de l'Administration préfectorale, que les états en 1810 présentaient un relevé de 11292, et ceux de 1811 un de 16300 vaccinés.

Les Rapports du Comité central sont envoyés comme les précédens au Ministre de l'Intérieur. Dans le Rapport du Comité central de Paris, notre département occupe la première place d'honneur; des lettres de félicitation se succèdent. S. Exc. loue le zèle de l'Administration et les efforts du Comité de Nancy. Pour preuve de sa satisfaction, elle décerne huit médailles d'encouragement, dont une en or à M. le baron *Riouffe*, une en argent à M. le curé *Charlot*, une semblable au Secrétaire du Comité, et cinq en bronze aux plus zélés Vaccinateurs.

En 1813, M. *Valentin* revint à Nancy. Son entrée au Comité rappela tous ses services; elle fut en quelque sorte triomphale. *Il était l'émule et l'ami de*

*Jenner*. Assis sur le fauteuil d'honneur, il reçut les témoignages de notre vive reconnaissance.

Devenu Membre titulaire, il n'a cessé depuis d'être notre conseil, notre modèle et notre ami.

En 1814, les volontés du Souverain reçurent leur exécution; des Circulaires ministérielles portant confirmation des Comités de Vaccine, furent successivement transmises à MM. les Préfets *de Mique*, *de Kersaint* et *Séguier*. Ils s'empressèrent de donner toutes les garanties en faveur du nouveau procédé. Les arrêtés pris par MM. leurs prédecesseurs furent confirmés; le Comité de Vaccine continua ses fonctions. Les Vaccinateurs cantonnaux reçurent leur nomination; des instructions furent adressées à MM. les Maires; en un mot la route tracée fut parcourue comme avant la restauration. C'est notamment sous l'administration de M. *Séguier*, que ces mesures prirent une grande activité. Les résultats obtenus étaient satisfaisans; la vaccine prospérait dans notre département comme dans les principaux du Royaume.

Il était réservé à M. le vicomte *Alban de Villeneuve* de compléter les dispositions réglementaires déjà existantes sur la vaccine. Ce premier Magistrat de l'Administration donne un nouveau lustre au Comité central, en y appelant M. le premier Président de la Cour royale, M. le Procureur-Général du Roi, MM. le Président du Tribunal de première instance, le Procureur du Roi, le Ministre protestant de la ville de Nancy. Il régularise les mesures adoptées et généralise l'application d'une méthode salutaire qui n'a cessé, dit-il, d'obtenir dans ce département les plus heureux succès, et de remplir les vues paternelles de S. M. Il invite Monseigneur l'Évêque, MM. les Sous-Préfets, les Maires, les Chefs de l'instruction publique, les Autorités militaires, les Ministres des Cultes réformé et hébraïque, le Comité de Vaccine, à réunir leurs efforts aux siens pour assurer l'exécution de ses Arrêtés. Elle a lieu; les résultats en sont très-avantageux : mais ce serait exiger l'impossible que de compter sur l'entière abnégation de l'intérêt; il fallait dédommager MM. les Vaccinateurs de la perte d'un temps utile à leur existence et à celle de leur famille. Ces considérations n'échappent point à la justice de M. *de Villeneuve*; il demande au Ministre de l'Intérieur l'autorisation d'accorder des indemnités aux Vaccinateurs. Aujourd'hui ils reçoivent un traitement fixé d'après le nombre des vaccinations et des distances parcourues. Afin de couronner son œuvre, M. le Préfet fait imprimer une Instruction sur la Vaccine à l'usage de MM. les Maires et les Vaccinateurs, et la répand jusque dans les communes les moins populeuses de son département. Nous ne craignons pas d'être désavoués en disant qu'à la suite de ces mesures efficaces, la vaccine est devenue très-florissante sous l'heureuse administration de M. *de Villeneuve*, et que sans sa prévoyante sollicitude, la nouvelle méthode aurait été livrée à l'oubli. Car la question de la vaccine était alors remise en problème dans toute la France.

Quel est le Médecin de bonne foi qui pourrait nier l'impression qu'ont produite sur lui les diverses assertions publiées contre l'efficacité de la découverte Jennérienne? N'avons-nous pas été étrangement surpris de ce que l'Académie royale de Médecine recevait de toute part des documens qui limitaient à un certain temps la vertu préservative de la vaccine?

Le Rapport de la Commission établie près de ce Corps célèbre nous avait déjà rassurés sur l'opinion de MM. *Grégory*, *Thompson*, *Luders*, *Berlau*, *Jourdain*, etc., lorsque l'épidémie variolique se manifesta à Nancy en 1824, et vint y jeter le trouble. Quelques Médecins peu observateurs avaient confondu la varioloïde avec la petite vérole; d'autres prétendaient que plusieurs vaccinés avaient la variole. Dans cette conjoncture, M. *de Villeneuve* nomma une Commission permanente de Vaccine, qui s'assemblait toutes les semaines à l'Hôtel de la Préfecture pour rendre compte des progrès de l'épidémie et aviser aux moyens de la combattre. La place de Président appartenait à M. *Valentin*. Ceux d'entre nous qui faisaient partie de cette Commission se rappellent l'activité et les dissertations savantes de notre collègue : incrédule sur la plupart des renseignemens, il visitait les variolés avec ses confrères. Un mois entier a été consacré aux visites dans les faubourgs et les quartiers les plus reculés de la ville. Surmontant tous les obstacles, il pénétrait dans la cabane du pauvre comme dans la maison du riche; là il s'assurait avec nous que des enfans variolés ne présentaient pas la cicatricule, cachet indélébile de la vaccine, que d'autres avaient la varioloïde, et qu'enfin la vraie vaccine était restée sans reproche au plus fort de l'épidémie.

Au milieu de ces alarmes, M. *de Villeneuve* est appelé à la Préfecture de la Loire-Inférieure. En prenant les rênes de l'Administration, l'un des premiers actes de M. le Marquis *de Foresta* est de confirmer et d'étendre les mesures sanitaires prises par M. son prédécesseur. Rien n'est négligé pour anéantir la petite vérole : convocations du Comité, réunions fréquentes de la Commission, vaccinations multipliées, Instructions répandues, nouveaux Arrêtés, Circulaires à M. le Maire, à MM. les Vaccinateurs, tels sont les moyens heureusement employés par M. le Préfet. Un zèle aussi éclairé méritait sa récompense : M. *de Foresta* la trouva dans la satisfaction d'avoir achevé ce que M. *de Villeneuve* avait si bien commencé pour la destruction de l'épidémie.

M. *de Raulecour*, Maire de Nancy, sut vaincre l'insouciance des habitans et les engager à recourir au préservatif, en faisant promener dans les rues de la Ville un aveugle qui portait cet écriteau : *Faites l'aumône à une malheureuse victime de la petite vérole.*

Lors de la cessation de l'épidémie, la Commission de Vaccine adressa un Rapport circonstancié à l'Académie royale de Médecine ; de son côté M. *Valentin* lut dans une de ses séances une Notice dont les détails constatent que rien n'a pu infirmer les avantages de la nouvelle méthode.

Dans l'intervalle qui s'écoula entre le départ de M. *de Foresta* et l'installation de son successeur, les partisans de la vaccine avaient quelques craintes ; elles cessèrent promptement par la nomination de M. le comte *d'Allonville*. Le choix que S. M. venait de faire écarta toute inquiétude ; son Administration connue pour être aussi éclairée que paternelle nous donnait les plus justes comme les plus flatteuses espérances. Les faits irréfragables qui seront incessamment relatés dans notre Rapport, prouvent qu'elles se sont réalisées.

Depuis un an le Docteur *Valentin* luttait courageusement contre la douleur ; ses souffrances semblaient suspendues quand il s'occupait de son art. Nous ne pouvons pas rendre trop public ce qu'il me disait quelques jours avant sa mort, dans un entretien sur la vaccine, à l'occasion de MM. les Préfets de la Meurthe : » Heureux les départemens confiés à de tels Administrateurs ! »

Ce ne serait pas remplir les vues de l'Administration, si je ne louais pas les efforts de nos Comités de Vaccine, des Fonctionnaires ecclésiastiques, civils et militaires qui ont puissamment concouru aux succès obtenus dans notre département. C'est à la continuation des premiers travaux, en secondant les intentions philantropiques de MM. les Préfets, et en exécutant leurs Arrêtés, que près de 300000 individus ont été vaccinés, et que nous avons eu l'avantage de figurer d'une manière distinguée dans tous les Rapports du Comité central et de l'Académie royale de Médecine de Paris. Nous pouvons dire avec satisfaction que le département de la Meurthe est l'un des plus gratifiés, puisqu'il compte douze grands prix et soixante-trois médailles décernés jusqu'à ce jour aux plus zélés Vaccinateurs.

Me serait-il défendu d'offrir à la Médecine le juste tribut de reconnaissance que lui doit à son tour la découverte de *Jenner* ? De toutes les parties du département il arrive des états de vaccination auxquels sont annexées des observations intéressantes. Qu'on ne dise pas que l'amour du gain ou le désir de la célébrité anime les Médecins. L'inoculation variolique et la petite vérole étaient pour eux une mine très-riche à exploiter et une source féconde de réputation ; la vaccine peut être pratiquée par les hommes les moins instruits. Les Médecins vaccinent gratuitement ou reçoivent une faible gratification ; plusieurs même ouvrent souvent leur bourse aux malheureux, pour les engager à se soumettre à ce mode salutaire. En effet, éteindre la petite vérole, sauver, par un méthode si bénigne dans ses effets et si innocente dans ses suites, la vie à des milliers d'individus qu'aurait probablement fait périr cette cruelle maladie, la préserver de mille affreuses incommodités, et embellir l'espèce humaine, n'est-ce pas la plus honorable récompense que puisse désirer l'ami de ses semblables ?

Tel est l'exposé fidèle des progrès de la vaccine dans notre département, depuis son introduction jusqu'en 1829. Tels sont les principaux résultats que cette inappréciable découverte a obtenus. Le temps ne nous permet pas de parler de la partie médicale de la vaccine et de la clavélisation. Nous nous bornerons à dire que la vaccination a jusqu'ici pleinement répondu aux espérances qu'elle avait fait concevoir ; que non-seulement elle a triomphé de ses adversaires, mais qu'elle a résisté aux épreuves les plus variées et les plus nombreuses auxquelles ses propres zélateurs l'ont soumise avec une stricte impartialité. Elle est restée irréprochable au milieu des épidémies survenues comme pour confirmer sa vertu préservative; et l'on dirait que la nature elle-même s'est plu à éprouver aussi son propre bienfait. Tant d'expériences n'ont pas été faites par un petit nombre d'empiriques ou par quelques Médecins enthousiastes; elles n'appartiennent pas au seul département de la Meurthe : elles ont été répétées, analysées par les Praticiens les plus sages et les plus dogmatiques de presque toutes les nations du monde; partout même procédé, même résultat, même succès.

Toutes ces considérations, tous ces faits irrécusables, recueillis avec une soigneuse exactitude, nous font espérer que dans peu la petite vérole sera bannie du sol du département de la Meurthe; déjà l'on s'aperçoit de sa rareté et de la puissante influence de la vaccine sur la population. Que ne doit-on pas attendre aujourd'hui, que l'expérience a dessillé les yeux, que tout se tait devant les avantages de la nouvelle méthode! Placée au-dessus des objections et des clameurs de la mauvaise foi, la vaccine réduit ses détracteurs au silence, et réalise chaque jour les espérances de la partie bien pensante du département, qui éclaire les hommes susceptibles de lumières, et entraîne par le poids de l'autorité cette foule sur qui l'évidence même a peu de prise.

C'est actuellement un devoir, une obligation sacrée d'étendre ce bienfait : rien ne peut dispenser d'y recourir; la religion, l'humanité, le Gouvernement l'ordonnent.

Parens incrédules, que l'amour paternel vous réveille de votre léthargie! qu'il vous exhorte au nom de vos intérêts les plus chers, au nom de ces êtres précieux qui doivent vous remplacer, perpétuer votre mémoire, et vous faire survivre à vous-mêmes! S'il vous faut des exemples, si l'expérience peut vous convaincre, promenez vos regards sur les victimes de la petite vérole. Voyez cette jeune fille naguère admirable par l'éclat de sa beauté, le visage aujourd'hui couvert d'horribles cicatrices, et transformé en un objet hideux; ces yeux si brillans frappés tout à coup d'un mal incurable et privés pour toujours de la douce clarté du ciel; ce corps auparavant si robuste, accablé sous le poids d'une cruelle infirmité et végétant dans une morne langueur. Considérez cette veuve éplorée devant la tombe de son dernier fils, cette mère éperdue dont l'enfant meurt sur le sein qui le nourrit. Quel affreux désespoir les déchire, qu'elles sont douloureuses les larmes répandues sur ces corps inanimés, et combien par ses reproches la conscience de ces mères imprévoyantes en augmente encore l'amertume! Ah! se disent-elles, nous avons manqué à notre devoir; si nous avions écouté la voix de la raison ils vivraient, et nous jouirions de leur sourire... Cessez donc de repousser un bienfait inestimable, qui vous met à l'abri de pareils malheurs; adoptez, avec confiance, pour vous et pour les vôtres, une pratique salutaire, dont les succès incontestables proclament le triomphe et le rendent de jour en jour plus éclatant.

---

# RAPPORT

DU

# COMITÉ CENTRAL

# DE VACCINE

## DU DÉPARTEMENT DE LA MEURTHE,

ANNÉE 1828.

# RAPPORT

## *Du Comité central de Vaccine du département de la Meurthe.*

Le Rapport de l'Académie royale de Médecine de Paris, présenté à Son Excellence le Ministre-Secrétaire d'État au département de l'Intérieur, sur les vaccinations pratiquées en France pendant l'année 1826, nous est parvenu. On y lit le paragraphe suivant : « La pratique de la vaccine obligeant les Médecins qui s'y livrent à des déplacemens fréquens et à une perte de temps que rendent quelquefois considérable les distances parcourues, le mauvais état des chemins et l'isolement des habitations, il était juste, il était indispensable même que les Vaccinateurs fussent indemnisés de leurs peines; aussi plusieurs Conseils généraux ont voté des fonds destinés à encourager la propagation de la vaccine. » A leur exemple, une somme de 6000 fr. a été allouée pour cet objet dans le département de la Meurthe sur les revenus communaux.

Les encouragemens donnés à l'extension d'une découverte aussi incontestablement utile, les indemnités accordées à des sacrifices réels, sont sans contredit le moyen le plus efficace de multiplier les vaccinations. Ainsi se trouve vaincue l'indifférence de la classe laborieuse et pauvre qui trouve sans frais et sans déplacement le préservatif contre les atteintes d'une maladie cruelle; ainsi se trouve récompensé et stimulé le zèle des hommes qui consacrent à porter la vaccine dans les campagnes le temps le plus utile et le plus beau de leur existence.

Les noms de MM. *Zugmayer*, Médecin à Château-Salins, *Burckardt*, Médecin à Sarrebourg, figurent sur la liste des Vaccinateurs qui ont reçu des médailles d'argent. Le tableau des vaccinations pratiquées en France assigne la huitième place au département.

Le Rapport de votre Comité se divise en deux parties : la première comprend les mesures administratives, civiles, ècclésiastiques et militaires.

La seconde est relative (première section) à la partie médicale de la vaccine, (deuxième section) aux nouvelles mesures par lesquelles M. le Préfet assure le service de la vaccination.

---

## PREMIÈRE PARTIE.

### *Mesures prises par M. le Préfet.*

LA constante sollicitude de MM. *de Villeneuve* et *de Foresta*, pour rappeler à leurs administrés les avantages de la vaccine, était l'un des plus puissans moyens de la propager. Les malheurs occasionnés par l'épidémie varioleuse ne pouvaient qu'augmenter les soins de ces honorables Magistrats; mais la négligence des parens sur leur véritable intérêt est devenue si grande, qu'il faut à chaque instant les réveiller de leur coupable indifférence. M. le Comte *d'Allonville*, aussi jaloux de l'amour du bien public que tous ses devanciers, ne se contente pas d'être favorable à la vaccine, il s'est fait un devoir d'en étendre les bienfaits et de mettre en pratique les innovations utiles consacrées par l'expérience; des Circulaires pleines de vues sages, sur l'emploi du préservatif de la variole, l'exacte répartition des indemnités dues aux Vaccinateurs cantonnaux, une correspondance active avec MM. les Sous-Préfets et les autres Fonctionnaires, des ordres pour la mise à exécution des anciens Arrêtés et des siens; lors de ses tournées dans le département, des appels au zèle de MM. les Vaccinateurs, des avis pressans pour exciter la prévoyance des parens et porter la conviction dans les familles, sont les mesures que notre honorable Préfet a prises et que le Comité se plaît à indiquer, heureux de trouver à la fois l'occasion de donner un éloge mérité et un exemple à suivre.

### *MM. les Sous-Préfets et Maires.*

MM. les Sous-Préfets ont rivalisé de zèle, pour seconder de tout leur pouvoir les vues bienfaisantes de leur digne chef et mettre à exécution ses Arrêtés.

MM. les Maires, rapprochés par leurs fonctions de toutes les classes de la société, peuvent exercer sur elles une puissante influence; leur secours est indispensable à MM. les Vaccinateurs dont les efforts sont paralysés lorsqu'ils s'en trouvent privés. Plusieurs de ces Fonctionnaires n'ont pas répondu à l'attente de l'Administration supérieure; quelques-uns l'ont parfaitement remplie. Nous devons signaler à la reconnaissance publique M. *de Raulecour*, Maire de Nancy. Cet estimable Magistrat ne borne pas ses soins à l'exécution des Arrêtés, il adresse des avis et entre dans les plus petits détails avec MM. les Vaccinateurs, qu'il accompagne souvent dans les établissemens publics.

*Académie.*

M. le Recteur a fait exécuter les Arrêtés de Son Exc. le Ministre de l'instruction publique, concernant la vaccine. Ce zélé Chef de l'Académie mérite une mention particulière pour les avis qu'il se plaît à répandre dans les Colléges et les Écoles primaires.

Lors des tournées, MM. les Inspecteurs de l'Académie ont pris une part active à l'extinction de la petite vérole.

La nouvelle méthode n'échappe pas à la surveillance de M. le Proviseur du Collége royal de Nancy; il examine, dans les visites trimestrielles, les marques indélébiles de la vaccine; si elles n'existent pas, il soumet à la vaccination les élèves qui en ont besoin.

MM. les Principaux des Colléges, les Frères de la Doctrine chrétienne ont mis de l'empressement à seconder les opérations des Vaccinateurs.

*Religieuses.*

Les Religieuses des Orphelines, de Saint-Charles, de Saint-Vincent de Paule, et les Sœurs Vatelottes, ont exécuté les ordres de Monseigneur l'Évêque qui a prescrit la vaccination dans leurs écoles.

La sœur *Augustine*, Supérieure de la Maison des Enfans trouvés, est digne de témoignages flatteurs pour les soins qu'elle donne aux vaccinés.

*Hôpitaux.*

M. le Receveur des hospices civils ne paie les mois de nourrice, qu'après avoir vérifié les certificats de vaccination.

La vaccination se fait régulièrement dans les hospices des Enfans trouvés, des Orphelines et de la Maison de Secours.

Plus de 400 envois de Vaccin ont été faits par M. le Conservateur du dépôt, dans le département de la Meurthe et les départemens limitrophes.

## *Clergé.*

D'après l'invitation de M. le Préfet à Monseigneur l'Évêque, Sa Grandeur a adressé la Circulaire suivante à MM. les Curés et Succursalistes de son Diocèse.

« Plusieurs fois déjà l'Évêché a invité MM. les Ecclésiastiques de ce Diocèse à propager la vaccine, dont l'efficacité contre la petite vérole, après trente années d'une heureuse expérience, n'est plus un problème. L'alliance du Clergé avec l'Administration pour combattre des préjugés également ennemis de la religion et de la société, les efforts généreux des hommes de l'art, avaient fait disparaître de nos contrées cette cruelle maladie. Dans une Circulaire adressée à MM. les Maires de son département, M. le comte *d'Allonville*, Préfet de la Meurthe, annonce qu'elle recommence ses ravages, et que plusieurs familles éprouvent les atteintes de ce fléau dévastateur.

Nous nous associons volontiers aux intentions sages et bienveillantes de ce Magistrat éclairé, et nous vous invitons à employer l'ascendant de votre ministère, pour engager les fidèles confiés à vos soins, à profiter du préservatif assuré de la vaccine contre la petite vérole. Il appartient à la religion dont nous sommes les Ministres, de signaler les dons de la divine Providence, et d'entrer dans ses vues, en excitant la reconnaissance des peuples pour tous les genres de bienfaits.

En conséquence, je vous invite, M. le Curé, à faire connaître à vos paroissiens qu'ils ne doivent pas se rendre responsables devant Dieu, d'avoir négligé pour eux et pour leurs enfans l'usage d'une méthode dont les avantages sont si précieux, et dont la pratique est si simple et si facile. J'ai la confiance que vous voudrez bien vous entendre avec M. le Maire de votre commune pour tout ce qui concerne la vaccination. »

Cette Circulaire a produit le meilleur effet. L'accord est presque unanime parmi MM. les Ecclésiastiques en faveur de la vaccine. Plusieurs, entre autres MM. les Curés de Nancy, ont publié en chaire les avantages de la vaccine, fait à leurs paroissiens des instructions simples et intelligibles sur la découverte de *Jenner*, et en secondant le zèle des hommes de l'art, qui allaient porter les bienfaits de la vaccination dans leurs paroisses, ils ont complété tout ce que Monseigneur l'Évêque et l'Administration pouvaient attendre de leur zèle et de leurs efforts.

*Pasteur protestant.*

M. *Cuvier*, Pasteur du Culte réformé, achève ce qu'il a commencé, en usant de tout son crédit sur ses co-religionnaires, pour propager la vaccine.

*Israélites.*

On remarque que la plupart des Israélites ont fait vacciner leurs enfans.

## *Autorité militaire.*

M. le Général *de Pange*, Pair de France, a ordonné qu'on vaccinât dans les Hôpitaux militaires et dans les chambrées. MM. les Médecins et Chirurgiens militaires exécutent avec empressement et sagacité les ordres de Sa Seigneurie.

## *Comités secondaires de Vaccine.*

### ARRONDISSEMENT DE TOUL.

Le Comité de Toul se félicite des mesures qu'il a proposées et qui ont été accueillies par le Comité central. Depuis la nouvelle circonscription des communes assignées à MM. les Vaccinateurs, le nombre des vaccinations est plus élevé : en 1827 on en comptait 1190 ; en 1828 on en a obtenu 1622 dans l'arrondissement.

Il se plaint de l'indifférence de plusieurs Maires à seconder les vues de l'Administration et les efforts des Vaccinateurs.

### ARRONDISSEMENT DE LUNÉVILLE.

Le Comité de Lunéville déclare que la vaccine a obtenu des avantages satisfaisans en 1828, et qu'elle en aurait obtenu davantage si l'apathie des parens ne paralysait les efforts des Vaccinateurs.

### ARRONDISSEMENT DE CHATEAU-SALINS.

Le Comité de Château-Salins loue le zèle de M. *Duviviers*, Vaccinateur d'Albestroff, qui a pratiqué 624 vaccinations dans ce canton où les naissances ont été de 361 enfans. Il se plaint de la tiédeur de M. *Débuisson*, Vaccinateur du canton de Dieuze, qui n'a pas fait une seule vaccination en 1828. Le Comité termine son Rapport par une digression sur la vaccine.

ARRONDISSEMENT DE SARREBOURG.

Le Comité de Sarrebourg réclame l'attention du Gouvernement sur M. le Docteur *Burckardt*, vaccinateur très-zélé, et sollicite pour lui une médaille d'or.

*RELEVÉ des vaccinations opérées en* 1828.

| ARRONDISSEMENS. | NOMS DES VACCINATEURS. | VACCINATIONS. | CANTONS. |
|---|---|---|---|
| | *MM.* | | |
| Toul. | Bertin.......... | 207 | Colombey. |
| | Magnien........ | 67 | *Idem.* |
| | Gimé........... | 162 | Domêvre. |
| | Roger.......... | 259 | Thiaucourt. |
| | Prud'hon....... | 159 | Toul. |
| | Martel.......... | 106 | *Idem.* |
| | Souchotte....... | 155 | *Idem.* |
| | Bancel.......... | 279 | *Idem.* |
| | Toussaint....... | 154 | Blénod. |
| | | 1548 | |
| | Huron, officier de santé......... | 64 | |
| | | 1612 | |
| Lunéville. | Humbert........ | 582 | Baccarat. |
| | Bastien......... | 169 | Bayon. |
| | Lesaingt........ | 341 | Blâmont. |
| | Marchal........ | 219 | Gerbéviller. |
| | Thouvenin...... | 289 | Lunéville-N. |
| | Guery.......... | 404 | *Idem* Sud-Est. |
| | | 2004 | |
| Chateau-Salins. | Duviviers....... | 624 | Albestroff. |
| | Zugmayer....... | 185 | Château-Salins. |

| ARRONDISSEMENS. | NOMS DES VACCINATEURS. | VACCINATIONS. | CANTONS. |
|---|---|---|---|
| | *MM.* | | |
| CHATEAU-SALINS. | De Schaken ..... | 16 | Delme. |
| | Débuisson....... | » | Dieuze. |
| | Marquaise....... | 62 | Vic. |
| | La Sage-Femme | 887 | |
| | de Jallaucourt.. | 25 | |
| | | 912 | |
| NANCY. | Serrières, conservateur du dépôt, Hospice des Orphelins....... | 425 | Nancy. |
| | Bonfils (Léon)... | 459 | *Idem* Est. |
| | Winter......... | 130 | *Idem* Nord. |
| | Jeanroi......... | 920 | *Idem* Ouest. |
| | Vauthier........ | 192 | Nomeny. |
| | Marchal........ | 313 | Pont-à-Mouss. |
| | Valentin........ | 445 | Saint-Nicolas. |
| | Noël (Jean)...... | 172 | Haroué. |
| | Tournay........ | 347 | Vézelise. |
| | | 3403 | |
| | Barbier, officier de santé......... | 200 | |
| | Les Médecins, Chirurgiens et Officiers de santé... | 350 | |
| | Les Sages-Femmes. | 130 | |
| | | 4083 | |
| SARREBOURG. | Burckardt........ | 1052 | Sarrebourg et Fénétrange. |
| | Guipon......... | 799 | Phalsbourg et Réchicourt. |
| | Fleurot......... | 379 | |
| | | 2230 | |

# TABLEAU GÉNÉRAL.

| ARRONDISSEMENS. | NAISSANCES. | VACCINATIONS. | PETITE VÉROLE. | MORTS. | DÉFIGURÉS. |
|---|---|---|---|---|---|
| Nancy. | 4023 | 4083 | 62 | 15 | 10 |
| Toul. | 2088 | 1612 | 144 | 8 | 9 |
| Lunéville. | 2266 | 2004 | 201 | 61 | 47 |
| Château-Salins. | 2071 | 912 | 23 | 5 | » |
| Sarrebourg. | 2559 | 2226 | 29 | 16 | 3 |
| | 13007 | 10907 | 459 | 105 | 69 |

*Noms des quatre principaux Vaccinateurs.*
MM. BURCKARDT, JEANROI, GUIPON, DUVIVIERS.

Fonds communaux alloués au service de la vaccine, 6000 francs.

Il est certain que le nombre des vaccinations aurait été égal à celui des naissances, ou l'aurait peut-être surpassé, si les cantons de Vic, de Dieuze et de Delme eussent fourni leur contingent. On peut ajouter que plusieurs nouveaux nés sont morts avant d'avoir été soumis à la vaccination.

## SECONDE PARTIE.

### PREMIÈRE SECTION.

Après avoir fixé votre attention sur les mesures importantes que les administrations civile, ecclésiastique et militaire ont prises pour propager la vaccine, nous allons passer aux observations médicales.

Vous trouverez, Messieurs, des faits analogues à ceux qui ont déjà été exposés dans nos précédens Rapports; cette conformité de résultats est une conséquence de l'action toujours uniforme que nous avons reconnue à la vaccine depuis plusieurs années.

Les vaccinations de bras à bras ont été les plus sûres. Le vaccin conservé entre les plaques de verre et dans les tubes capillaires, a presque toujours réussi; plusieurs Vaccinateurs ont employé avec succès les croûtes vaccinales.

Le caractère le plus constant de la vaccine a été la régularité de sa marche. Cependant des retards de 15, 17, 20, et 22 jours ont été observés dans son premier développement; mais toutes ses périodes n'en ont pas moins été parcourues dans les termes qui paraissent fixer son cours ordinaire.

Plusieurs sujets ont opposé à l'infection vaccinale une résistance qui n'a cédé qu'à la troisième et même à la quatrième insertion.

M. *Burckardt* attribue cette résistance aux fortes chaleurs ou au grand froid.

M. Marquaise a vu la diarrhée suspendre sur trois enfans le développement de la vaccine, et parcourir ses phases régulièrement après la cessation de l'irritation intestinale. A l'hospice des Orphelins, le plus grand nombre des enfans ont été vaccinés avec succès les 2e, 3e, 4e jours de la naissance.

Plusieurs enfans ont été vaccinés sans inconvénient dans le travail de la dentition.

La vraie et la fausse vaccine ont marché en même temps sur quelques sujets. Le vaccin puisé dans le bouton régulier, a produit une vaccine légitime, et celui qui l'a été dans le bouton de fausse vaccine, est demeuré sans aucun effet.

M. Serrières a recueilli l'observation suivante :

La fièvre se développa sur un enfant de dix ans; après l'insertion vaccinale, qui resta inerte pendant douze jours, le travail fébrile eut lieu sans affection locale. Le même enfant fut soumis trois fois infructueusement à de nouvelles piqûres; exposé depuis à la contagion variolique, il en fut préservé.

Trois enfans eurent près de trente boutous-vaccins répandus sur tout le corps, quoiqu'ils n'eussent reçu que quatre piqûres.

Des éruptions vésiculaires, ortiées, miliaires, se sont manifestées en même temps que la vaccine.

Le développement de la vaccine sur les sujets variolés a toujours exercé une influence salutaire sur la petite vérole et en a diminué l'intensité; plusieurs varicelles ordinaires, quelqu'unes de *chichen-pox, et de swin-pox*, pustules de poulets, pustules de cochons, ont été observées. Une sorte d'épidémie de varioloïde a été remarquée à Thiaucourt, par M. *Roger;* aucun cas de petite vérole dite modifiée par les Docteurs *Grégory* et *Gittermann*, ne s'est présenté.

Tous les individus bien vaccinés ont habité les appartemens des varioleux, couché avec eux, respiré le même air, sans prendre la petite vérole. M. *Zugmayer* cite l'exemple d'un enfant vacciné qui ne contracta pas la variole, quoiqu'il eût pris pendant plusieurs jours le sein de sa mère atteinte de cette maladie.

En général, les accidens survenus après la vaccine, ont été rares; de légères ulcérations des boutons-vaccins et quelques engorgemens glandulaires, ont été les plus graves.

La majeure partie des Vaccinateurs ont trouvé dans l'action du virus-vaccin une espèce de panacée contre plusieurs affections morbides. Leurs observations coïncidant avec celles qu'on a recueillies dans plusieurs départemens, nous citerons les plus remarquables. M. *Marquaise* a guéri par la vaccine trois diarrhées et dix fièvres intérmittentes. MM. *Lesaingt*, *Jeanroi*, *Marchal*, *Valentin* de saint Nicolas ont observé la diminution des symptômes de la coqueluche pendant la vaccination. MM. *Burckardt*, *Tournay*, *Jeanroi*, *Serrières*, ont vu des croûtes laiteuses, des opthalmies chroniques, des tumeurs blanches, des scrophules céder à l'influence vaccinale.

## DEUXIÈME SECTION.

### *Mesures prises par M. le Préfet.*

La correspondance de M. le Préfet avec MM. les Sous-Préfets, Maires et Vaccinateurs, a été très-active. Nous nous bornons à donner l'analyse d'une de ses Circulaires et son Arrêté du 6 mai 1828. Cette circulaire offre la copie du Rapport de M. *Paul Dubois*, au nom de la Commission de Vaccine, à l'Académie royale de Médecine; les conclusions rapportées sont : 1° Si la variole a été vue chez des individus précédemment bien vaccinés, cet accident ne paraîtra pas extraordinaire; les récidives bien connues de la variole doivent en faire prévoir la possibilité.

Dans tous les cas il n'y a pas d'exemple constaté, que la variole, arrivée après vaccination, ait causé la mort.

2° Il n'y a aucune raison plausible, pour ceux qui ont été bien vaccinés, de renouveler l'opération.

3° Enfin ce précieux antidote conserve aujourd'hui toute sa vertu.

Dans la même Circulaire, M. le Préfet exprime ses regrets de ce qu'il existe encore un grand nombre d'enfans qui n'ont pas été vaccinés; il apprend avec un sentiment pénible que plusieurs individus ont été atteints et victimes de la petite vérole. Il exhorte MM. les Fonctionnaires à joindre leurs efforts aux siens, afin d'obtenir des résultats plus satisfaisans que dans les années précédentes, et d'éloigner tout-à-fait de notre belle contrée le fléau de la petite vérole.

Il importe, dit M. le Préfet, que MM. les Vaccinateurs puissent revoir les enfans qu'ils auront vaccinés, dans le délai nécessaire pour reconnaître si l'opération a réussi; je crois, ajoute-t-il, que cela leur serait facile, s'ils opéraient d'abord dans 4 ou 5 communes qui seraient dans une même direction, et où ils retourneraient huit jours après, pour continuer de là leurs tournées dans les autres communes. D'ailleurs, cette manière d'opérer leur donnerait le moyen de se procurer du vaccin frais pour la vaccination ultérieure. Au surplus, je ne fais que répéter ici l'expression d'un vœu qui a été manifesté par le Comité central dans sa dernière séance.

Cette Circulaire est suivie de l'Arrêté suivant.

Le premier article nomme les Vaccinateurs spéciaux pour 1828.

Art. 2. Aussitôt après la réception du présent Arrêté, le Maire de chaque Commune dressera, pour être représenté au Vaccinateur lors de sa tournée, un état nominatif de tous les enfans qui n'ont point encore été vaccinés.

Art. 3. MM. les Vaccinateurs devront se rendre dans toutes les Communes qui leur sont assignées, en choisissant l'époque qui leur paraîtra la plus convenable. Ils auront soin de faire prévenir MM. les Maires, de leur arrivée, quelques jours d'avance.

Art. 4. Il leur est expressément recommandé, conformément à l'article 10 de l'Arrêté du 19 juillet 1820, de recommencer une seconde tournée, huit jours après la première, afin de s'assurer du succès de leur opération.

Art. 5. Il leur sera adressé par nous des états imprimés sur lesquels ils seront tenus d'inscrire nominativement les individus qu'ils auront vaccinés et les résultats qu'ils auront obtenus. Ils auront soin d'indiquer sur les états la date de leur seconde visite.

Art. 6. Ils consigneront sur les états les diverses observations qu'ils auront faites, et ils rédigeront à cet égard un rapport général qu'ils adresseront dans le courant du mois de décembre prochain à MM. les Sous-Préfets, pour être mis sous les yeux du Comité de Vaccine.

Art. 7. M. le Docteur Serrières, Conservateur du dépôt de vaccin, est invité à faire, chaque fois qu'il le jugera convenable, la visite des enfans qui auront été vaccinés dans la ville de Nancy, afin de vérifier si l'opération a complétement réussi, et de pouvoir recueillir le vaccin nécessaire à son service.

A cet effet, MM. *Bonfils*, *Colin* et *Jeanroi* voudront bien lui remettre, le 1er de chaque mois, un état nominatif des enfans qu'ils auront vaccinés à Nancy dans le mois précédent. Cet état indiquera la rue et le n° de la maison habitée par les parens de ces enfans.

Art. 8. Conformément à l'article de l'Arrêté du 19 janvier 1811, MM. les Vaccinateurs se feront représenter les enfans de l'Hospice de Nancy qui sont placés en nourrice dans les communes de leur division, afin de s'assurer comment ils sont traités, et de vérifier si l'opération de la vaccine, à laquelle ils sont toujours soumis avant d'être mis en nourrice, a réussi. S'ils s'apercevaient que quelques-uns de ces enfans fussent mal soignés ou atteints de maladie scrophuleuse, ou d'autres affections, ils sont invités à en informer sur-le-champ la Préfecture, en indiquant le nom de la nourrice et la commune de sa résidence.

Art. 9. MM. les Vaccinateurs se rendront, accompagnés du Maire, dans les écoles publiques, afin de s'assurer que tous les enfans qui y sont admis ont été vaccinés, ou ont eu la petite vérole. Ils signaleront à la Préfecture les instituteurs et institutrices, qui, contrairement à l'article 24 de l'Arrêté du 19 juillet 1820, admettront dans les écoles des sujets non vaccinés.

Art. 10. Si la petite vérole se manifestait dans une commune, le Maire en préviendra de suite M. le Sous-Préfet, afin qu'il puisse inviter le Vaccinateur à s'y rendre. Si cette visite a lieu après la tournée obligée du Vaccinateur, il lui sera accordé une indemnité spéciale pour cette visite, laquelle devra être constatée par un certificat du Maire, que le Vaccinateur remettra à M. le Sous-Préfet.

Art. 11. MM. les Sous-Préfets formeront de ces certificats un état séparé, qu'ils adresseront à la Préfecture avec le Rapport du Comité secondaire; cet état indiquera le nom des commnnes où le Vaccinateur se sera transporté extraordinairement, la distance qu'il a parcourue, et le nombre de jours qu'il aura employés.

Art. 12. Il est expressément recommandé à MM. les Maires de seconder MM. les Vaccinateurs à cet effet; et quand ils auront reçu l'avis du jour de l'arrivée du Vaccinateur, ils le feront annoncer d'avance, à son de caisse, et inviteront les parens des enfans non vaccinés, à les amener à la Mairie; ils feront de même annoncer l'arrivée du Vaccinateur le jour même où elle aura lieu.

Art. 13. MM. les Curés et Desservans sont priés d'user de toute leur influence pour seconder la propagation de la vaccine, conformément à la recommandation formelle que Monseigneur l'Évêque de Nancy a faite au Préfet de vouloir bien leur adresser.

Art. 14. Afin de stimuler le zèle de MM. les Vaccinateurs, l'Administration se réserve de distribuer des primes en argent à ceux qui auront le plus contribué à la propagation de la vaccine.

Art. 15. MM. les Sous-Préfets et Maires sont chargés de veiller d'une manière toute particulière, à l'exécution du présent Arrêté, dont une expédition sera remise à chaque Vaccinateur.

*Signé*, Cte L. D'ALLONVILLE.

Ces nouvelles mesures corroborant les anciennes, devaient obtenir de grands succès. Aussi le nombre des vaccinations qui, en 1827, était de 8873, s'est élevé en 1828 au nombre de 10907 : la différence en plus est de 2034.

Les Vaccinateurs qui ont le mieux rempli l'attente de l'Administration, sont : MM. *Burckardt*, *Jeanroi*, *Duviviers*, *Humbert*, *Bancel*, *Guipon*, *Bonfils* (*Léon*), *Valentin* de St.-Nicolas, et *Guery*.

M. le Préfet, ayant égard aux propositions du Comité central de Vaccine et aux réclamations des Comités secondaires, a balancé le nombre des vaccinations avec ceux des distances parcourues. Les soins particuliers de MM. les Vaccinateurs n'ont point échappé à sa justice : en conséquence M. le comte *d'Allonville* a accordé cinq primes, une par arrondissement, et donné quatre mentions honorables.

| | | | |
|---|---|---|---|
| La 1re prime | à M. *Jeanroi*, | Nancy. | Chargé d'un seul canton. |
| La 2e *idem* | à M. *Burckardt*, | Sarrebourg. | Chargé de deux cantons. |
| La 3e *idem* | à M. *Duviviers*, | Château-Salins. | |
| La 4e *idem* | à M. *Humbert*, | Lunéville. | |
| La 5e *idem* | à M. *Bancel*, | Toul. | |

La première mention honorable appartient à M. *Guipon*, la seconde à M. *Bonfils* (*Léon*), la troisième à M. *Valentin*, la quatrième à M. *Guery*.

*Sur la présentation du Comité central de Vaccine, M. le Préfet a nommé Vaccinateurs cantonnaux, pour l'exercice 1829 :*

| ARRONDISSEMENS. | NOMS des VACCINATEURS. | CANTONS qui leur sont affectés. |
|---|---|---|
| | *MM.* | |
| Nancy | SERRIÈRES, Conservateur du dépôt de vaccin, chargé de l'inspection des vaccinés de Nancy. | |
| | BONFILS, (Léon) docteur | Nancy Est. |
| | JEANROI, officier de santé | *Idem* Ouest. |
| | WINTER, *idem* | *Idem* Nord. |
| | RENAULT, docteur à Xirocourt. | *Idem* Haroué. |
| | NOEL, officier de santé à Bayon. | *Idem* Haroué. |
| | TOURNAY, *idem* | Vézelise. |
| | MARCHAL, docteur | Pont-à-Mousson. |
| | VAUTIERS, chirurgien | Nomeny. |
| | VALENTIN, docteur | Saint-Nicolas. |
| Lunéville | GUERY, docteur | Lunéville Sud-Est. |
| | THOUVENIN, *idem* | *Idem* Nord. |
| | LESAINGT, *idem* | Blâmont. |
| | HUMBERT, *idem* | Baccarat. |
| | MARCHAL, *idem* | Gerbéviller. |
| | BASTIEN, officier de santé | Bayon. |
| Château-Salins | ZUGMAYER, docteur | Château-Salins. |
| | SCHAKEN, *idem* | Delme. |
| | DÉBUISSON, *idem* | Dieuze. |
| | GABRIEL, officier de santé | Dieuze. |
| | AIMÉ, *idem* | Vic. |
| Sarrebourg | BURCKARDT, docteur | Sarrebourg. |
| | GUIPON, officier de santé | Phalsbourg. |
| | DESCHAMPS, docteur | Réchicourt. |
| | FLEUROT, *idem* | Lorquin. |
| | LAMBERT, officier de santé | Fénétrange. |
| Toul | BANCEL, docteur | Toul. (Circonscription établie par M. le Sous-Préfet.) |
| | SOUCHOTTE, *idem* | *Idem.* |
| | PRUD'HON, *idem* | *Idem.* |
| | MARTEL, *idem* | *Idem.* |
| | MAGNIEN, officier de santé | Colombey. |
| | BERTIN, *idem* | *Idem.* |
| | GIMÉ, *idem* | Domêvre. |
| | ROGER, *idem* | Thiaucourt. |
| | TOUSSAINT, officier de santé | Toul. |

# EXTRAIT

*Du Registre des délibérations du Comité central de Vaccine du département de la Meurthe.*

---

Le Comité central de Vaccine du département de la Meurthe, après avoir entendu la lecture de la Notice sur les progrès de la vaccine, et le Rapport de son Secrétaire-Général sur les mesures prises par les Administrations civile, ecclésiastique et militaire, pour étendre les bienfaits de la nouvelle méthode,

ARRÊTE:

La Notice et le Rapport lus dans la séance du 10 avril 1829, sont adoptés et seront imprimés pour être transmis à Son Exc. le Ministre de l'Intérieur, à l'Académie royale de Médecine de Paris, aux Membres des Comités de Vaccine de la Meurthe, et aux Vaccinateurs.

Nancy, le 10 avril 1829.

*PAR LE COMITÉ,*

*Le Conseiller d'État, Préfet, Président,*

C. L. D'ALLONVILLE.

*Le Secrétaire-Général,*

SERRIÈRES, D.-M.

www.ingramcontent.com/pod-product-compliance
Ingram Content Group UK Ltd.
Pitfield, Milton Keynes, MK11 3LW, UK
UKHW021950260726
13994UKWH00004B/1646